80 Recetas de Comidas Y Jugos Para Prevenir Cálculos Vesiculares:

Use Una Dieta Apropiada y Hábitos Nutricionales Inteligentes Para Reducir Sus Chances de Desarrollar Cálculos Vesiculares

Por

Joe Correa CSN

DERECHOS DE AUTOR

RECONOCIMIENTOS

Este libro está dedicado a mis amigos y familiares que han tenido una leve o grave enfermedad, para que puedan encontrar una solución y hacer los cambios necesarios en su vida.

80 Recetas de Comidas Y Jugos Para Prevenir Cálculos Vesiculares:

Use Una Dieta Apropiada y Hábitos Nutricionales Inteligentes Para Reducir Sus Chances de Desarrollar Cálculos Vesiculares

Por

Joe Correa CSN

CONTENIDOS

ACERCA DEL AUTOR

Luego de años de investigación, honestamente creo en los efectos positivos que una nutrición apropiada puede tener en el cuerpo y la mente. Mi conocimiento y experiencia me han ayudado a vivir más saludablemente a lo largo de los años y los cuales he compartido con familia y amigos. Cuanto más sepa acerca de comer y beber saludable, más pronto querrá cambiar su vida y sus hábitos alimenticios.

La nutrición es una parte clave en el proceso de estar saludable y vivir más, así que empiece ahora. El primer paso es el más importante y el más significativo.

INTRODUCCIÓN

80 Recetas de Comidas Y Jugos Para Prevenir Cálculos Vesiculares: Use Una Dieta Apropiada y Hábitos Nutricionales Inteligentes Para Reducir Sus Chances de Desarrollar Cálculos Vesiculares

Por Joe Correa CSN

Los cálculos biliares se desarrollan cuando la bilis se concentra en exceso con colesterol, formando cristales que se vuelven piedras en la vesícula.

Una vesícula saludable y un flujo biliar saludable son esenciales para prevenir la formación de cálculos.

Una dieta rica en grasas, colesterol, carbohidratos refinados y grasas saturadas, presentes en carnes procesadas, fritas y grasosas, debería ser evitada. Para promover una bilis saludable, una dieta rica en frutas, vegetales, carnes magras, lácteos bajos en grasas y alimentos de grano entero deberían ser parte de una dieta balanceada.

Las recetas e comidas y jugos en este libro le ayudaran a prevenir y reducir los cálculos vesiculares. Disfrute de los sabores de cada comida y jugo.

80 RECETAS DE COMIDAS Y JUGOS PARA PREVENIR CÁLCULOS VESICULARES: USE UNA DIETA APROPIADA Y HÁBITOS NUTRICIONALES INTELIGENTES PARA REDUCIR SUS CHANCES DE DESARROLLAR CÁLCULOS VESICULARES

COMIDAS

1.   Yogurt de Desayuno

Una dieta alta en grasa, especialmente lácteos enteros, debería ser evitada. Comer alimentos altos en colesterol o grasa puede incrementar los niveles de colesterol en sangre. Si la vesícula no hace suficiente bilis para disolver el colesterol, podrían formarse cálculos.

Ingredientes:

1 taza Yogurt, entero

1 cucharada Frutilla

1 cucharada Mango

½ Banana, en rodajas finas

1 cucharada Peras secas, en trozos pequeños

2 cucharadas Copos de maíz

Preparación:

Mezclar todos los ingredientes en un tazón. Servir frío en el desayuno.

Tamaño de Porción 427 g

Información por porción:

Calorías 449

Calorías de Grasa 41

Grasas Totales 4.5g

Grasas Saturadas 2.8g

Colesterol 15mg

Sodio 209mg

Potasio 1378mg

Carbohidratos totales 86.0g

Fibra Dietaria 7.2g

Azúcares 72.1g

Proteínas 17.7g

Vitamina A 37% • Vitamina C 117% • Calcio 47% • Hierro 8%

2. Pescado al Vapor con Brócoli

Consumir una dieta baja en colesterol y calorías reduce el riesgo de cálculos biliares. Los vegetales como el brócoli son ricos en fibra, que es esencial para prevenir cálculos.

Ingredientes:

1 lb. Brócoli, lavado y en trozos pequeños

2 filete de pargo

1 cucharadita Jugo de limón

1 cucharada Cebolla verde

1 cucharadita Ajo

1 cucharadita sal

1/8 cucharadita Pimienta

2 cucharadas Aceite de oliva

Preparación:

Poner el brócoli en una fuente apta para microondas con 3 cucharadas de agua. Tapar y cocinar en microondas por 3-4 minutos, o hasta que las hojas brillen. Sazonar con una pizca de sal y pimienta.

Frotar el filete de pargo con aceite de oliva, ajo, sal y pimienta. Rociar con jugo de limón y cebolla verde. Transferir a una fuente para microondas. Cocinar por 4-5 minutos.

Tamaño de Porción 252 g

Información por porción:

Calorías 201

Calorías de Grasa 133

Grasas Totales 14.8g

Grasas Saturadas 2.0g

Grasas Trans 0.0g

Colesterol 0mg

Sodio 1239mg

Potasio 737mg

Carbohidratos totales 15.9g

Fibra Dietaria 6.1g

Azúcares 4.0g

Proteínas 6.5g

Vitamina A 29% • Vitamina C 341%• %Calcio 11%•Hierro 10%

3. Ensalada de Remolacha Cruda Rallada

Las remolachas fortalecen las paredes de la vesícula, y la limpian. También limpian el colon y la sangre, y reduce la consistencia de la bilis, haciéndola fluir. Metaboliza las grasas y libera los síntomas de ataques vesiculares.

Ingredientes:

4 piezas de remolacha, lavada, sin piel y rallada

1 papa grande, hervida, sin piel y en cubos de 1 pulgada

1 chalotes grandes, picados

1 cucharada Mostaza

1 cucharada Aceite de oliva extra virgen

1 cucharada Perejil, molido

Preparación:

Mezclar todo en un tazón. Servir.

Tamaño de Porción 200 g

Información por porción:

Calorías 229

Calorías de Grasa 79

Grasas Totales 8.8g

Grasas Saturadas 1.1g

Colesterol 0mg

Sodio 12mg

Potasio 825mg

Carbohidratos totales 34.3g

Fibra Dietaria 4.9g

Azúcares 1.8g

Proteínas 5.2g

Vitamina A 3%   • Vitamina C 65%• %Calcio 5%•Hierro 12%

4.   Envuelto Vegetal Clásico

El pepino contiene altas cantidades de agua, que es ideal para desintoxicar la vesícula. Las zanahorias son una buena fuente de vitamina C, y son ricas en otros nutrientes. Estudios recientes muestran que la vitamina C ayuda a convertir el colesterol en ácidos biliares, reduciendo la cristalización del mismo y la formación de cálculos.

Ingredientes:

½ taza Pepinos, en cubos

1 tomates, en trozos

1 cebolla, en trozos

1 zanahoria, rallada

6 cucharadas Yogurt griego sin grasas

1 cucharada Mostaza de Dijon

2 tortillas de trigo integral

Preparación:

Combinar el yogurt y la mostaza en un tazón pequeño. Untar en la tortilla. Añadir los vegetales y enrollar.

Tamaño de Porción 228 g

Información por porción:

Calorías 165

Calorías de Grasa 14

Grasas Totales 1.5g

Grasas Trans 0.0g

Colesterol 0mg

Sodio 245mg

Potasio 373mg

Carbohidratos totales 33.9g

Fibra Dietaria 6.1g

Azúcares 6.0g

Proteínas 5.9g

Vitamina A 113% • Vitamina C 25% • Calcio 8% • Hierro 9%

5. Frijoles Verdes con Champiñones Shitake en Salsa de Limón y Ajo

Los frijoles verdes contienen altas cantidades de fibra, que es beneficial para mejorar la salud intestinal, previniendo enfermedades cardíacas y algunos cánceres, regulando el azúcar en sangre y reduciendo el nivel de colesterol en el cuerpo.

Ingredientes:

3 tazas Frijoles verdes, en trozos de 1 pulgada

2 cucharadas Ajo

½ taza Chalotes, en rodajas finas

½ taza Champiñones shitake, en rodajas finas

¼ taza Aceite de oliva

2 cucharadas Jugo de limón

1/8 cucharadita sal

1/8 cucharadita Pimienta

Preparación:

A fuego medio, calentar el aceite de oliva y añadir el ajo, chalotes, champiñones y frijoles verdes. Cocinar por 3 minutos, revolviendo. Agregar el jugo de limón y sazonar con sal y pimienta. Remover del fuego, transferir a un plato y servir.

Tamaño de Porción 292 g

Información por porción:

Calorías 332Calorías de Grasa 231

Grasas Totales 25.7g

Grasas Saturadas 3.8g

Colesterol 0mg

Sodio 254mg

Potasio 575mg

Carbohidratos totales 26.7g

Fibra Dietaria 6.6g

Azúcares 4.0g

Proteínas 5.2g

Vitamina A 32%   • Vitamina C 66% • Calcio 9% • Hierro 14%

6.   Pollo Horneado con Batatas

Las batatas contienen carbohidratos buenos, que están repletos de fibra. La fibra soluble presente en las comidas como la batata, reducen el paso de alimentos a través de los intestinos, ayudando a sentirse satisfecho por más tiempo. También ayuda a reducir los niveles de colesterol.

Ingredientes:

3 piezas de filete de pechuga de pollo, corte mariposa

3 batatas medianas, cepilladas, lavadas y secadas

3 cucharadas Aceite de oliva

3 cucharadas Crema agria

2 cucharadas Cebolla verde, en trozos

1 cucharadita sal

1 cucharadita Pimienta

Marinada de pechuga de pollo sin hueso:

2 cucharadas Vinagre balsámico

3 cucharadas Orégano

2 cucharadas Mostaza de Dijon

¼ taza Chalotes

¼ taza Aceite de oliva

1/8 cucharadita sal

1/8 cucharadita Pimienta

Preparación:

En un tazón con tapa, preparar la marinada combinando el vinagre balsámico, mostaza de Dijon, chalotes, aceite de oliva, orégano, sal y pimienta. Añadir la pechuga de pollo y mezclar. Tapar y dejar marinar por la noche.

Precalentar el horno a 350°. Engrasar una fuente con aceite de oliva. Perforar cada batata con un tenedor 8 veces.

Poner el pollo marinado y las batatas en una fuente. Hornear por 30 minutos, o hasta que el pollo esté bien cocido. Remover del horno y transferir a una fuente.

Mientras tanto, incrementar la temperatura del horno a 400°. Continuar cocinando las batatas otros 10-15 minutos, hasta que ablanden.

Remover del horno, cortar las batatas por la mitad y poner crema agria encima. Sazonar con sal y pimienta, y cubrir con cebollas verdes. Servir.

Tamaño de Porción 135 g

Información por porción:

Calorías 488

Calorías de Grasa 462

Grasas Totales 51.4g

Grasas Saturadas 9.2g

Grasas Trans 0.0g

Colesterol 8mg

Sodio 1503mg

Potasio 270mg

Carbohidratos totales 10.7g

Fibra Dietaria 3.9g1

Azúcares 0.7g

Proteínas 2.7g

Vitamina A 18% • Vitamina C 11% • Calcio 16% • Hierro 22

7.   Pollo Frito con Oka

La okra contiene vitamina C, ácido fólico, calcio y potasio. Es baja en calorías y contiene altas cantidades de fibra dietaria. También se ha descubierto que reduce los niveles de colesterol.

Ingredientes:

2 tazas Okra, en rodajas de 1/4 pulgada

1 taza Pechuga de pollo, en cubos

¾ taza Tomates

1/8 cucharadita Polvo de cúrcuma

2 cucharadas Ajo

1 cucharada Aceite de oliva

1/8 cucharadita sal

1/8 cucharadita Pimienta

Preparación:

A fuego medio, saltear el ajo en aceite de oliva hasta que dore. Añadir los tomates y okra. Cocinar hasta que la okra ablande y dore, unos 3 minutos. Agregar la cúrcuma y pollo y continuar cocinando por 3-4 minutos. Sazonar con sal y pimienta a gusto.

Tamaño de Porción 234 g

Información por porción:

Calorías 209

Calorías de Grasa 96

Grasas Totales 10.7g16%

Grasas Saturadas 2.0g

Colesterol 38mg

Sodio 197mg

Potasio 625mg

Carbohidratos totales 13.0g

Fibra Dietaria 4.2g

Azúcares 3.3g

Proteínas 15.6g

Vitamina A 26% • Vitamina C 58% • Calcio 18% • Hierro 6%

8. Palta con Frutilla

La fruta fresca, de acuerdo al Centro Médico de la Universidad de Maryland, es una comida que debería comer en abundancia cuando sufre de ataques vesiculares. También contienen nada de colesterol y un poco de grasa, y son simples para digerir por su cuerpo. Cuando su vesícula se inflama, irrita o tiene cálculos, digerir alimentos grasos y colesterol se vuelve un reto. Su vesícula normalmente ayuda a digerir grasas y colesterol, pero cuando experiencia problemas de salud, no puede funcionar como se supone, hasta que los problemas se hayan resuelto.

Ingredientes:

1 taza Palta, sin carozo, sin piel y en trozos

1 taza Frutilla, por la mitad

4 cucharadas Yogurt natural bajo en grasas

1 1/2 taza Leche de almendra

2 cucharadas Jugo de limón

3/4 taza Miel

Preparación:

Mezclar todos los ingredientes en una licuadora. Pulsar y servir.

Tamaño de Porción 249 g

Información por porción:

Calorías 499

Calorías de Grasa 260

Grasas Totales 28.9g

Grasas Saturadas 20.7g

Grasas Trans 0.0g

Colesterol 1mg

Sodio 31mg

Potasio 547mg

Carbohidratos totales 64.5g

Fibra Dietaria 5.3g

Azúcares 58.4g

Proteínas 4.1g

Vitamina A 1% •Vitamina C 52%• Calcio 6% • Hierro 12%

9. Pasta de Ajo y Tomate con Calabacín

El calabacín es una buena fuente de vitamina C, que transforma el colesterol en bilis. Es uno de los vegetales muy bajos en calorías, con tan solo 17 por 100g. También contiene nada de grasas saturadas o colesterol, y su piel contiene una buena cantidad de fibra. Esto lo hace ideal para reducir el peso y podría ayudar a prevenid cálculos biliares.

Ingredientes:

8 onzas Cabellos de ángel

2 libras Pasta

2 cucharadas Ajo, aplastado

½ taza Calabacín, en tiras

1 cucharada Aceite de oliva

1 cucharada Albahaca, en trozos

1 cucharada Pasta de tomate

1/8 sal

1/8 Pimienta

Preparación:

Cubrir los tomates con agua y hervir. Revolver antes de que hierva. Apagar el fuego y tapar.

Cocinar la pasta en una olla grande con agua salada.

En una sartén a fuego medio, saltear el ajo y calabacín en aceite de oliva, hasta que el ajo esté opaco y el calabacín ablande. Añadir la pasta de tomate y los tomates. Sazonar con sal y pimienta a gusto. Reducir el fuego y hervir hasta que la pasta esté lista. Decorar con albahaca fresca.

Mezclar la pasta con la salsa y servir.

Tamaño de Porción 207 g

Información por porción:

Calorías 572

Calorías de Grasa 60

Grasas Totales 6.7g

Grasas Saturadas 0.9g

Colesterol 138mg

Sodio 57mg

Potasio 403mg

Carbohidratos totales 105.2g

Azúcares 0.5g

Proteínas 21.8g

Vitamina A 3% • Vitamina C 5% • Calcio 4% • Hierro 36%

10.   Salmón Grillado

Estudios muestran que el consumo de ácidos grasos con omega 3, encontrados en el salmón, podría ayudar a prevenir los cálculos.

Ingredientes:

4 a 6 onzas (150 a 200 g) filetes de salmón para cada porción

Marinada:

2 cucharadas Ajo

1/2 cucharadita sal

½ cucharadita Pimienta

¼ taza Jugo de limón fresco

1 cucharada Tomillo

1/2 taza Miel

1/2 taza agua

1/4 taza Aceite de oliva

Preparación:

En un tazón pequeño, combinar el ajo, sal, pimienta, jugo de limón, tomillo, miel, agua y aceite de oliva. Verter la marinada en una bolsa Ziploc grande y refrigerar por 2 horas. Encender el grill y cepillar con aceite de oliva. Poner el salmón en el grill, cocinar por 7 minutos y rotar. Transferir a un plato y servir.

Tamaño de Porción 270 g

Información por porción:

Calorías 574

Calorías de Grasa 262

Grasas Totales 29.1g

Grasas Saturadas 4.4g

Grasas Trans 0.0g

Colesterol 25mg

Sodio 620mg

Potasio 352mg

Carbohidratos totales 74.5g

Fibra Dietaria 1.1g

Azúcares 70.3g

Proteínas 12.2g

Vitamina A 2% • Vitamina C 30% • Calcio 7% • Hierro 15%

11.   Pollo con Ensalada de Rábano Picante

El rábano picante es conocido por remover los cálculos biliares y su sedimento. También es utilizado para tratar infecciones del tracto urinario y cálculos renales.

Ingredientes:

1 taza Pollo cocido, rallado

1 cebolla, en rodajas finas

1 pack Verdes de Mesclun

1 cucharada Aceite de oliva

2 cucharadas Rábano picante, rallado

2 cucharadas Crema agria

2 cucharadas Mayonesa suave

½ taza Cebollas verdes, picadas

1 cucharadita Vinagre de sidra de manzana

1/8 cucharadita sal

1/8 cucharadita Pimienta

Preparación:

Para hacer el aderezo, combinar el aceite de oliva, rábano

picante, crema agria, cebollas verdes, vinagre de sidra, sal y pimienta en un tazón.

En un tazón de ensalada, organizar las cebollas sobre los verdes de Mesclun. Rociar con el aderezo y servir.

Tamaño de Porción 202 g

Información por porción:

Calorías 287

Calorías de Grasa 151

Grasas Totales 16.8g

Grasas Saturadas 3.9g

Grasas Trans 0.0g

Colesterol 63mg

Sodio 356mg

Potasio 339mg

Carbohidratos totales 12.8g

Fibra Dietaria 2.4g

Azúcares 5.1g

Proteínas 22.1g

Vitamina A 7%•Vitamina C 21% • Calcio 6% • Hierro 7%

12. Sorbete de Frutilla y Limón

El consumo de frutas y vegetales que contienen altas cantidades de fibra soluble en agua ayuda a desechar toxinas del cuerpo. Las frutillas y limón están enriquecidas con vitamina C y antioxidantes, que podrían ayudar a prevenir la formación de cálculos.

Ingredientes:

3 tazas Frutillas

1 taza Miel

½ taza agua

1 taza Jugo de limón fresco

3 cucharadas Ralladura de limón

1/8 cucharadita sal

Preparación:

Licuar las frutillas, jugo de limón y ralladura de limón en una procesadora. Añadir la miel una por vez y luego la sal. Refrigerar hasta que esté bien frío. Verter en una máquina de helados. Refrigerar en la nevera hasta que esté listo para servir.

Tamaño de Porción 294 g

Información por porción:

Calorías 310

Calorías de Grasa 8

Grasas Totales 0.8g1%

Colesterol 0mg0%

Sodio 91mg4%

Potasio 299mg9%

Carbohidratos totales 80.3g27%

Fibra Dietaria 2.9g11%

Azúcares 76.4g

Proteínas 1.6g

Vitamina A 1% • Vitamina C 162% • Calcio 3% • Hierro 5%

Proteínas 4.0g

Vitamina A 8% • Vitamina C 7% • Calcio 3% • Hierro 12%

13. Pollo con Salsa Barbacoa y Manzana

Los estudios muestran que las pectinas en manzanas detienen la formación de cálculos y las disuelve también.

Ingredientes:

4 filete de pechuga de pollo

½ cucharadita Pimienta

1 cucharada Aceite de oliva.

2/3 taza Manzana sauce

2/3 taza Salsa barbacoa

2 cucharadas Miel

Preparación:

Frotar el pollo con pimienta. En una sartén a fuego medio, dorar el pollo en aceite de oliva hasta que ambos lados estén marrones. En un tazón pequeño, combinar los ingredientes restantes. Verter sobre el pollo, tapar y continuar cocinando por otros 8 minutos, hasta que la carne esté bien cocida. Transferir a un plato y servir.

Tamaño de Porción 149 g

Información por porción:

Calorías 267

Calorías de Grasa 65

Grasas Totales 7.3g

Grasas Saturadas 1.0g

Grasas Trans 0.0g

Colesterol 0mg

Sodio 934mg

Potasio 214mg

Carbohidratos totales 51.9g

Fibra Dietaria 1.0g

Azúcares 42.6g

Proteínas 0.1g

Vitamina A 4% • Vitamina C 2% • Calcio 1% • Hierro 2%

14.   Pollo Grillado con Tomillo

El vinagre de sidra de manzana detiene el hígado de formar colesterol por su naturaleza ácida. Es utilizado para disolver cálculos y aliviana el dolor causado por los cálculos.

Ingredientes:

350 g. Filetes de pechuga de pollo, corte mariposa

1 taza Vinagre de sidra de manzana

3 cucharadas Tomillo

1 cucharada sal marina

1 cucharada Pimienta

Preparación:

En un recipiente con tapa, combinar el vinagre de sidra de manzana, tomillo, sal marina y pimienta. Revolver bien. Poner el pollo en el recipiente, mezclar bien y sellar. Refrigerar por 20 minutos. Poner el pollo en un grill caliente. Rotar cada 5 minutos.

Tamaño de Porción 206 g

Información por porción:

Calorías 225

Calorías de Grasa 72

Grasas Totales 8.0g

Grasas Saturadas 2.2g

Grasas Trans 0.0g

Colesterol 88mg

Sodio 1966mg

Potasio 403mg

Carbohidratos totales 3.8g

Fibra Dietaria 1.6g

Proteínas 29.7g

Vitamina A 3% • Vitamina C 3% • Calcio 23% • Hierro 24%

15.   Pasta al Ajo

El ajo reduce la concentración de colesterol en la bilis, previniendo la formación de cálculos. También es usado para desintoxicar el hígado, por el sulfuro que contiene.

Ingredientes:

200 g. Vegetable pasta

3/4 taza Aceite extra virgen

3/4 taza Ajo, aplastado

3/4 taza Perejil

1 taza Champiñones, por la mitad

Preparación:

Cocinar la pasta de acuerdo a las instrucciones del paquete.

En una sartén, calentar el aceite extra virgen a fuego medio. Añadir el ajo y saltear hasta que dore. Agregar el perejil y champiñones. Reducir el fuego y cocinar por 2 minutos, revolviendo. Añadir la pasta cocida y servir.

Tamaño de Porción 109 g

Información por porción:

Calorías 92

Calorías de Grasa 5

Grasas Totales 0.5g

Colesterol 0mg

Sodio 23mg

Potasio 440mg

Carbohidratos totales 19.4g

Fibra Dietaria 2.2g

Azúcares 1.3g

Proteínas 5.0g

Vitamina A 38%•Vitamina C 78% • Calcio 12% • Hierro 18%

16. Ensalada de Cebolla y Camarones

Las cebollas son una buena fuente de vitamina C, por los fito químicos que contiene. Es una buena fuente de fibra dietaria. Los estudios muestran que la cebolla reduce la incidencia de los cálculos y ayuda a reducir los cálculos existentes, al disminuir la concentración de colesterol en la bilis.

Ingredientes:

1 cebolla morada, en rodajas finas

1/2 taza Vinagre de sidra de manzana

1/2 taza Miel

1/8 cucharadita sal

1/8 cucharadita Pimienta

300g. Camarones, al vapor

1 paquete de Verdes de Mesclun

Preparación:

Para hacer el aderezo de ensalada, combinar la cebolla morada, vinagre de sidra de manzana, miel, sal y pimienta en un tazón.

Acomodar los verdes de Mesclun y el camarón en un tazón de ensalada. Rociar con aderezo y servir.

Tamaño de Porción 234 g

Información por porción:

Calorías 314

Calorías de Grasa 16

Grasas Totales 1.7g

Grasas Saturadas 0.5g

Grasas Trans 0.0g

Colesterol 211mg

Sodio 347mg

Potasio 283mg

Carbohidratos totales 51.9g

Fibra Dietaria 0.9g

Azúcares 48.1g

Proteínas 23.4g

Vitamina A 6% • Vitamina C 5% • Calcio 11% • Hierro 4%

17. Alcachofas y Chalotes

Las alcachofas son conocidas por prevenir los cálculos al incrementar la cinacina, una substancia que incrementa la producción de bilis y disuelve el colesterol.

Ingredientes:

9 onzas Alcachofa congelada, descongelada y colada

1 taza Chalotes

250 g. Filete de pechuga de pollo

3 cucharadas Aceite de oliva

1/8 cucharadita Pimienta

4 cucharadas Aceite de oliva

1 cucharadita Jugo de limón

Preparación:

En una sartén a fuego medio, añadir el aceite de oliva y saltear los chalotes hasta que ablanden. Agregar el pollo y cocinar por 5 minutos de cada lado. Añadir las alcachofas y hojas de albahaca. Revolver por 1 minuto, agregar el jugo de limón y sazonar con sal y pimienta.

Tamaño de Porción 258 g

Información por porción:

Calorías 517

Calorías de Grasa 351

Grasas Totales 39.0g

Grasas Saturadas 6.4g

Colesterol 74mg

Sodio 158mg

Potasio 699mg

Carbohidratos totales 18.0g

Fibra Dietaria 4.6g

Azúcares 0.9g

Proteínas 28.2g

Vitamina A 14% • Vitamina C 25% • Calcio 7% • Hierro 15%

18.   Moras

Las moras son ricas en fibra soluble en agua, que ayuda en la digestión y reduce los niveles de colesterol, lo cual ayuda a prevenir la formación de cálculos.

Ingredientes:

½ taza Aceite de oliva

1 taza Miel

1 taza Harina

1 taza Leche de almendra

2 tazas Moras frescas

Preparación:

Precalentar el horno a 350°. Engrasar una fuente de hornear con aceite de oliva.

Usando una licuadora, mezclar la harina, miel, aceite de oliva y miel hasta que se combinen bien. Verter la mezcla en la fuente de hornear. Añadir las moras encima de la masa.

Hornear por 1 hora, o hasta que dore. Enfriar y servir.

Tamaño de Porción 157 g

Información por porción:

Calorías 432

Calorías de Grasa 207

Grasas Totales 22.9g

Grasas Saturadas 9.3g

Colesterol 0mg

Sodio 8mg

Potasio 201mg

Carbohidratos totales 59.4g

Fibra Dietaria 3.5g

Azúcares 43.0g

Proteínas 3.4g

Vitamina A 2% • Vitamina C 16% • Calcio 2% • Hierro 10%

19.   Sopa Fría Cremosa de Papaya

La papaya es conocida por mejorar la digestión por su contenido alto de fibra soluble en agua. Sus raíces son beneficiales para tratar los cálculos renales.

Ingredientes:

1 papaya madura, en trozos

2 cucharadas Jugo de lima, fresco

1 cucharada Miel

1 taza Jugo de manzana

Preparación:

En una procesadora, hacer puré la papaya hasta que esté suave. Verter en un tazón. Añadir la miel, jugo de lima y jugo de manzana. Refrigerar y servir frío.

Tamaño de Porción 425 g

Información por porción:

Calorías 311

Calorías de Grasa 11

Grasas Totales 1.2g

Colesterol 0mg

Sodio 37mg

Potasio 834mg

Carbohidratos totales 79.4g

Fibra Dietaria 6.0g

Azúcares 65.8g

Proteínas 1.8g

Vitamina A 61% • Vitamina C 322% • Calcio 9% • Hierro 6%

20. Batido de Mango y Pera

Un mango contiene la mitad de la cantidad diaria requerida de vitamina C, esencial para prevenir la formación de cálculos. Las peras contienen pectina, que se une a los cálculos repletos de colesterol, ayudando a eliminarlos más fácilmente.

Ingredientes:

3 peras, sin centro

2 tazas Mangos, en cubos

Preparación:

En una licuadora, combinar las peras y mangos. Licuar y transferir a vasos fríos.

Tamaño de Porción 276 g

Información por porción:

Calorías 255

Calorías de Grasa 10

Grasas Totales 1.2g

Colesterol 0mg

Sodio 5mg

Potasio 618mg

Carbohidratos totales 65.2g

Fibra Dietaria 9.8g

Azúcares 51.0g

Proteínas 2.6g

Vitamina A 22% • Vitamina C 79% • Calcio 3% • Hierro 3%

21. Linaza con Vinagre de Jugo de Limón Fresco

Las semillas de linaza y el jugo de limón son una combinación ganadora para combatir cálculos biliares. La fibra soluble en la linaza atrapa al colesterol y la grasa, haciendo que no puedan ser absorbidas por el cuerpo. Los lignanos en la linaza contienen altas cantidades de fibra y están enriquecidos con propiedades antioxidantes. La pectina en el limón ayuda a eliminar los cálculos.

Ingredientes:

½ taza Pepino, en trozos

1 taza Manzana, sin centro y en rodajas

½ taza Frutillas

1 taza Espinaca

1/2 taza Jugo de limón

2 cucharadas Miel

1 cucharada Semillas de linaza

1 taza agua

Hielo

Preparación:

Combinar los ingredientes en una licuadora y pulsar. Servir.

Tamaño de Porción 213 g

Información por porción:

Calorías 174

Calorías de Grasa 18

Grasas Totales 2.0g

Grasas Saturadas 0.7g

Grasas Trans 0.0g

Colesterol 0mg

Sodio 28mg

Potasio 411mg

Carbohidratos totales 39.2g

Fibra Dietaria 5.1g

Azúcares 32.4g

Proteínas 2.3g

Vitamina A 29%• Vitamina C 105% • Calcio 3% • Hierro 12%

22. Papas Horneadas con Aderezo de Cáñamo

Incluyendo ácidos grasos con Omega 3 en la dieta es beneficioso para mantener una vejiga saludable y prevenir la formación de cálculos.

Ingredientes:

2 papas, cepilladas y lavadas

1 taza agua

2 cucharadas Yogurt natural bajo en grasas

1 taza Semillas de cáñamo sin cáscara

½ cucharadas Cebolla, picada

½ cucharadas Ajo, picado

1 cucharada Vinagre de sidra de manzana

1 cucharada Eneldo fresco

2 cucharadas Cebollines

1/8 cucharadita sal

Preparación:

Perforar las papas usando un tenedor. Hornear a 425° por 45 a 60 minutos.

Para hacer el aderezo, combinar los ingredientes restantes excepto el eneldo y cebollines en una procesadora, y pulsar.

Rociar el aderezo sobre las papas horneadas. Decorar con eneldo y cebollines. Servir.

Tamaño de Porción 364 g

Información por porción:

Calorías 168

Calorías de Grasa 5

Grasas Totales 0.5g

Grasas Trans 0.0g

Colesterol 1mg

Sodio 178mg

Potasio 982mg

Carbohidratos totales 36.5g

Fibra Dietaria 5.5g

Azúcares 3.8g

Proteínas 5.0g

Vitamina A 5% • Vitamina C 76% • Calcio 9% • Hierro 11%

23.   Ensalada de Pepino y Remolacha

Las remolachas contienen propiedades anti inflamatorias, antioxidantes y desintoxicantes, beneficiosas para la prevención de cálculos biliares. Promueven un flujo biliar saludable. El pepino provee hidratación y fibra, que ayuda a prevenir la formación de cálculos.

Ingredientes:

4 remolachas, en rodajas finas

¾ taza Pepino, en rodajas finas

6 cebollines, en cortes de 2 pulgadas

Ralladura de 1 limón

5 onzas Queso cottage bajo en grasas, rallado

1 taza Perejil

¼ taza Vinagre de sidra de manzana

1 cucharada Miel

1 cucharadita Semillas de amapola

Sal Kosher, pimienta molida fresca

Aceite de oliva (para rociar)

Preparación:

En un tazón grande, mezclar las remolachas, pepinos, cebollines, ralladura de limón, queso y perejil. Añadir el vinagre de sidra, miel y semillas de amapola. Sazonar con sal y pimienta, y rociar con aceite de oliva. Mezclar y servir.

Tamaño de Porción 214 g

Información por porción:

Calorías 116

Calorías de Grasa 14

Grasas Totales 1.5g

Grasas Saturadas 0.6g

Grasas Trans 0.0g

Colesterol 3mg

Sodio 273mg

Potasio 531mg

Carbohidratos totales 19.2g

Fibra Dietaria 3.3g

Azúcares 13.5g

Proteínas 7.7g

Vitamina A 31% • Vitamina C 47% • Calcio 9% • Hierro 13

24. Batido de Berro y Apio

El berro es rico en vitamina C. Los nativos usaban berro para disolver cálculos biliares.

Ingredientes:

1 taza berro atado firme

1 taza Trozos de apio

1 taza Leche de almendra

1 cucharada Miel

2 cubos de hielo

Preparación:

Combinar todos los ingredientes en una licuadora y pulsar. Servir frío.

Tamaño de Porción 131 g

Información por porción:

Calorías 308

Calorías de Grasa 257

Grasas Totales 28.6g

Grasas Saturadas 25.4g

Colesterol 0mg

Sodio 18mg

Potasio 321mg

Carbohidratos totales 15.3g

Fibra Dietaria 2.7g

Azúcares 12.6g

Proteínas 2.8g

Vitamina A 0% • Vitamina C 6% • Calcio 2% •Hierro 11%

25. Batido de Diente de León y Naranja

Los dientes de león son una buena fuente de calcio, hierro y vitaminas A y C. Estimulan el flujo biliar saludable, promoviendo efectivamente la pureza sanguínea. También son utilizados para limpiar el hígado.

Ingredientes:

1 taza Hojas de diente de león orgánicas

1 naranja ombligo, sin piel

1 taza Yogurt de frutilla

2 cubos de hielo

Preparación:

Mezclar todos los ingredientes en una licuadora y pulsar. Servir frío.

Tamaño de Porción 429 g

Información por porción:

Calorías 329

Calorías de Grasa 27

Grasas Totales 3.0g

Grasas Saturadas 1.9g

Colesterol 12mg

Sodio 130mg

Potasio 767mg

Carbohidratos totales 67.3g

Fibra Dietaria 4.4g

Azúcares 62.9g

Proteínas 11.5g

Vitamina A 10% • Vitamina C 166% • Calcio 41% • Hierro 2%

26.   Sándwich de Verdes de Remolacha

Los verdes de remolacha son ricos en calcio, hierro, magnesio, vitamina C, manganeso, y otras vitaminas que estimulan el flujo biliar saludable. La betaína en los verdes hace que este vegetal sea excelente para la desintoxicación del hígado.

Ingredientes:

2 rebanadas de pan de trigo integral

1 cucharadita Ajo, picado

3 onzas Queso ricota descremado, en cubos

1 puñado de verdes de remolacha, blanqueados y en trozos

½ cucharadita Aceite extra virgen

1 taza Remolacha, en tiras

Preparación:

Frotar la superficie del pan con ajo. Esparcir el queso ricota encima. Hacer capas con remolachas, verdes de remolacha y queso, alternándolos. Rociar con aceite de oliva. Tostar en el horno por 3 a 4 minutos, hasta que el queso se haya derretido. Servir.

Tamaño de Porción 229 g

Información por porción:

Calorías 297

Calorías de Grasa 79

Grasas Totales 8.8g

Grasas Saturadas 4.6g

Grasas Trans 0.5g

Colesterol 26mg

Sodio 437mg

Potasio 516mg

Carbohidratos totales 36.9g

Fibra Dietaria 5.6g

Azúcares 10.2g

Proteínas 18.5g

Vitamina A 7% • Vitamina C 7% • Calcio 31% • Hierro 14%

27.   Ensalada Italiana de Verdes Orgánicos Mixtos

Una dieta rica en vegetales es importante en el tratamiento y prevención de cálculos biliares, por su alto contenido de fibra dietaria. Una dieta baja en calorías es ideal para alcanzar un peso corporal saludable, esencial para controlar los síntomas biliares.

Ingredientes:

1 paquete de verdes orgánicos mixtos

½ taza Aceite de oliva extra virgen

2 cucharadas Vinagre de sidra de manzana

2 cucharadas Jugo de limón fresco

2 cucharadas Perejil fresco, en trozos

1 cucharada Ajo, picado

1 cucharadita Orégano fresco, en trozos finos

1 cucharadita Mejorana fresca, en trozos finos

1 cucharada Miel

1/8 cucharadita sal

1/8 cucharadita Pimienta

Preparación:

Batir todos los ingredientes en un tazón. Añadir los vegetales. Mezclar y servir.

Tamaño de Porción 104 g

Información por porción:

Calorías 482

Calorías de Grasa 456

Grasas Totales 50.7g

Grasas Saturadas 7.3g

Grasas Trans 0.0g

Colesterol 0mg

Sodio 155mg

Potasio 92mg

Carbohidratos totales 11.5g

Fibra Dietaria 0.8g

Azúcares 9.1g

Proteínas 0.7g

Vitamina A 8% • Vitamina C 23% • Calcio 3% •Hierro 6%

28.　Magdalenas de Frutilla Bajas en Grasas

Las frutillas contienen una alta cantidad de antioxidantes, manganeso, fibra dietaria y vitamina C, todos son beneficiosos para controlar los cálculos biliares.

Ingredientes:

1 1/2 tazas harina común

1/2 taza Miel

2 1/2 cucharadita Polvo de hornear

1 cucharadita Canela molida

1/4 cucharadita sal

2/3 taza Yogurt natural sin grasas

1/4 taza Aceite de oliva

3 cucharadas Leche descremada

1 huevo grande, batido

1/4 taza Jalea de frutilla

½ cucharadita Canela molida

Preparación:

Precalentar el horno a 375°. Poner pilotines en moldes de

y engrasarlos usando spray de aceite de oliva.

En un tazón grande, combinar la harina, miel, polvo de hornear, canela molida y sal. Mezclar bien usando una batidora. Hacer un hoyo en el centro de la mezcla.

Combinar el yogurt, aceite de oliva, leche descremada y huevos en otro tazón. Revolver bien y añadir la mezcla a la harina. Mezclar.

Verter 1 cucharada de masa en cada pilotín. Añadir 1 cucharadita de jalea de frutilla, y cubrir con la masa restante. Rociar con canela y hornear por 15 minutos. Enfriar y servir.

Tamaño de Porción 129 g

Información por porción:

Calorías 409

Calorías de Grasa 103

Grasas Totales 11.5g

Grasas Saturadas 1.8g

Grasas Trans 0.0g

Colesterol 37mg

Sodio 140mg

Potasio 341mg

Carbohidratos totales 73.7g

Fibra Dietaria 1.5g

Azúcares 28.5g

Proteínas 5.6g

Vitamina A 1% • Vitamina C 0% • Calcio 14% • Hierro 13%

29. Batido Limpiador de la Vejiga

Las naranjas contienen pectinas, que proveen una alta cantidad de fibra dietaria. También contienen vitamina C, que podría prevenir la formación de cálculos.

Ingredientes:

3 naranjas ombligo, en trozos

1 taza Pomelo fresco, en trozos

3 cucharadas Sal de Epsom

½ taza aceite de oliva.

3 cubos de hielo

Preparación:

Combinar todos los ingredientes en una licuadora y pulsar. Servir frío por la noche.

Tamaño de Porción 338 g

Información por porción:

Calorías 938

Calorías de Grasa 909

Grasas Totales 101.0g

Grasas Saturadas 14.4g

Colesterol 0mg

Sodio 0mg

Potasio 320mg

Carbohidratos totales 18.6g

Fibra Dietaria 2.5g

Azúcares 16.1g

Proteínas 1.4g

Vitamina A 43% • Vitamina C 132% • Calcio 3% • Hierro 1%

30.   Batido Limpiador de la Vejiga de Manzana y Limón

La manzana contiene pectinas, que son altas en fibra dietaria y ayudan a reducir el colesterol al disminuir la cantidad absorbida en los intestinos. Es extremadamente rica en antioxidantes y flavonoides importantes.

Ingredientes:

3 tazas Manzana, sin centro y en trozos

3/4 taza Jugo de limón fresco

1 taza Yogurt bajo en grasas

½ taza Aceite de oliva

1 cucharada Miel

Preparación:

Combinar todos los ingredientes y licuar bien. Transferir a vasos fríos y servir.

Tamaño de Porción 225 g

Información por porción:

Calorías 483

Calorías de Grasa 315

Grasas Totales 35.0g

Grasas Saturadas 5.6g

Grasas Trans 0.0g

Colesterol 5mg

Sodio 59mg

Potasio 433mg

Carbohidratos totales 42.3g

Fibra Dietaria 5.4g

Azúcares 34.7g

Proteínas 5.3g

Vitamina A 1% • Vitamina C 29% • Calcio 15% • Hierro 6%

31.   Batido de Frutilla y Pomelo

El pomelo es usado para la limpieza de la vejiga porque contiene limonoide, una substancia que disuelve los cálculos. Éstos también incrementan la excreción de calcio y pueden ayudar a prevenir la formación futura de cálculos.

Ingredientes:

1 taza Pomelo

1 taza Frutillas, en trozos

1 taza Yogurt natural bajo en grasas

1 cucharada Miel

3 cubos de hielo

Preparación:

Combinar todos los ingredientes en una licuadora. Pulsar y servir.

Tamaño de Porción 320 g

Información por porción:

Calorías 179

Calorías de Grasa 17

Grasas Totales 1.8g

Grasas Saturadas 1.2g

Colesterol 7mg

Sodio 87mg

Potasio 562mg

Carbohidratos totales 32.1g

Fibra Dietaria 2.7g

Azúcares 28.8g

Proteínas 8.2g

Vitamina A 23% • Vitamina C 138% • Calcio 25% • Hierro 3%

32.   Pan Integral Tostado con Alcachofas

Las alcachofas han sido utilizadas desde tiempos de antaño como un sanador para la indigestión. Tienen poderosas propiedades antioxidantes y reductoras de lípidos. También promueven un flujo biliar saludable.

Ingredientes:

1 paquete (8 onzas) chips de Pita

2 cucharadas Ajo, picado

2 cucharadas Cebollas verdes, picadas

1 taza Palta, en puré

2 cucharadas Queso crema sin grasas

1/2 taza Queso ricota, rallado

1 lata (14 oz.) Corazones de alcachofa, en trozos

1 paquete (10 oz.) Espinaca, en trozos finos

1/8 sal

1/8 Pimienta

½ cucharadas Aceite de oliva

Preparación:

Precalentar el horno a 350°.

Engrasar una fuente con aceite de oliva. Combinar la palta, queso crema y ricota. Mezclar bien y añadir los ingredientes restantes, excepto los chips de pita. Hornear la mezcla por 30 minutos, hasta que dore. Servir con los chips de palta.

Tamaño de Porción 305 g

Información por porción:

Calorías 347

Calorías de Grasa 241

Grasas Totales 26.7g

Grasas Saturadas 8.8g

Grasas Trans 0.0g

Colesterol 30mg

Sodio 238mg

Potasio 1286mg

Carbohidratos totales 18.1g

Fibra Dietaria 8.3g

Azúcares 1.4g

Proteínas 13.9g

Vitamina A 277% • Vitamina C 85% • Calcio 35% • Hierro 27%

33.   Sándwich de Perejil y Pesto

Las almendras son una buena fuente de magnesio y calcio, que ayuda a prevenir la formación de cálculos al unir los ácidos biliares en los intestinos. También ayudan a reducir los niveles de colesterol y tienen excelentes efectos antioxidantes.

Ingredientes:

2 rebanadas de pan de trigo integral

1/2 taza Almendras, blanqueadas

1 taza Perejil fresco

2 cucharadas Ajo

1/8 cucharadita sal

1/2 taza Queso ricota, rallado

1 taza Aceite de oliva

Preparación:

Mezclar todos los ingredientes en una procesadora y pulsar bien. Esparcir en rebanadas de pan y servir.

Tamaño de Porción 211 g

Información por porción:

Calorías 878

Calorías de Grasa 724

Grasas Totales 80.5g

Grasas Saturadas 12.7g

Grasas Trans 0.5g

Colesterol 13mg

Sodio 425mg

Potasio 440mg

Carbohidratos totales 31.8g

Fibra Dietaria 6.6g26%

Azúcares 4.1g

Proteínas 16.3g

Vitamina A 37% • Vitamina C 47% • Calcio 25% • Hierro 19%

JUGOS

1.   Jugo de Hinojo y Verdes de Ensalada

Ingredientes:

1 bulbo de hinojo grande

1 taza de verdes de ensalada

1 puerro grande

1 taza de verdes de mostaza

1 manzana Granny Smith mediana, sin centro

1 pepino grande

Preparación:

Lavar el bulbo de hinojo y recortar las capas marchitas. Trozar y dejar a un lado.

Combinar los verdes de ensalada y de mostaza en una olla. Añadir 2 tazas de agua caliente y remojar 15 minutos. Colar y dejar a un lado.

Lavar el puerro y trozarlo. Dejar a un lado.

Lavar el pepino y cortarlo en rodajas gruesas. Dejar a un lado.

Lavar la manzana y remover el centro. Trozar y dejar a un lado.

Procesar el hinojo, verdes de ensalada, verdes de mostaza, puerro, pepino y manzana en una juguera.

Transferir a un vaso y añadir hielo antes de servir.

Información nutricional por porción: Kcal: 223, Proteínas: 9.6g, Carbohidratos: 67.9g, Grasas: 1.8g

2. Jugo de Apio y Batata

Ingredientes:

1 taza de apio, en trozos

1 taza de batata, en trozos

1 taza de Acelga, en trozos

1 pepino grande

Un puñado de espinaca, en trozos

2 onzas de agua

Preparación:

Lavar el apio y trozarlo. Dejar a un lado.

Pelar la batata y trozarla. Rellenar un vaso medidor y reservar el resto.

Combinar la acelga y espinaca en un colador. Lavar bajo agua fría y romper con las manos. Colar y dejar a un lado.

Lavar el pepino y cortarlo en rodajas gruesas. Dejar a un lado.

Combinar el apio, batata, acelga, pepino y espinaca en una juguera, y pulsar. Transferir a un vaso y añadir el agua.

Refrigerar 10 minutos antes de servir.

Información nutricional por porción: Kcal: 156, Proteínas: 6.3g, Carbohidratos: 43.2g, Grasas: 0.8g

3.   Jugo de Alcachofa y Cebollas de Verdeo

Ingredientes:

1 alcachofa grande

½ taza de cebollas de verdeo, en trozos

1 taza de espárragos, recortados

1 pepino grande

1 manzana verde pequeña, sin centro

1 nudo de jengibre pequeño, 1 pulgada

Preparación:

Recortar las hojas externas de la alcachofa. Lavar y trozar. Dejar a un lado.

Poner las cebollas de verdeo en un colador y lavar bajo agua fría. Colar y trozar. Dejar a un lado.

Lavar los espárragos y recortar las puntas. Trozar y dejar a un lado.

Lavar el pepino y cortarlo en rodajas gruesas. Dejar a un lado.

Lavar la manzana y remover el centro. Trozar y dejar a un lado.

Pelar el nudo de jengibre y dejar a un lado.

Procesar la alcachofa, cebollas de verdeo, espárragos, pepino, manzana y jengibre en una juguera.

Transferir a un vaso y añadir hielo.

Servir inmediatamente.

Información nutricional por porción: Kcal: 181, Proteínas: 11.4g, Carbohidratos: 57.5g, Grasas: 1.1g

4.   Jugo de Fuji y Banana

Ingredientes:

1 manzana Fuji grande, sin centro

1 naranja grande

1 banana grande

1 calabacín mediano

2 onzas de agua

Preparación:

Lavar la manzana y remover el centro. Trozar y dejar a un lado.

Pelar la naranja y dividirla en gajos. Dejar a un lado.

Pelar la banana y trozarla. Dejar a un lado.

Pelar el calabacín y cortarlo por la mitad. Remover las semillas y trozar. Dejar a un lado.

Procesar la manzana, naranja, banana y calabacín en una juguera.

Transferir a un vaso y refrigerar 15 minutos antes de servir.

Información nutricional por porción: Kcal: 296, Proteínas: 6.5g, Carbohidratos: 86.8g, Grasas: 1.7g

5.   Jugo Dorado de Ananá

Ingredientes:

1 taza de trozos de ananá

1 naranja grande

1 limón grande

1 manzana Dorada Deliciosa pequeña, sin centro

1 taza de apio, en trozos

2 onzas de agua

1 cucharada de miel

Preparación:

Cortar la parte superior del ananá y pelarlo. Trozar y reservar el resto del ananá en la nevera.

Pelar la naranja y dividirla en gajos. Dejar a un lado.

Pelar el limón y cortarlo por la mitad. Dejar a un lado.

Lavar la manzana y remover el centro. Trozar y dejar a un lado.

Lavar el apio y trozarlo. Dejar a un lado.

Combinar el ananá, naranja, limón, manzana y apio en una juguera, y pulsar.

Transferir a un vaso y añadir el agua y la miel. Agregar hielo y servir inmediatamente.

Información nutricional por porción: Kcal: 284, Proteínas: 4.3g, Carbohidratos: 69.2g, Grasas: 0.9g

6.   Jugo de Cereza y Cantalupo

Ingredientes:

1 taza de cerezas

1 manzana verde grande, sin centro

1 taza de cantalupo, en trozos

1 zanahoria grande

2 onzas de agua

Preparación:

Poner las cerezas en un colador y lavar bajo agua fría. Colar y cortar por la mitad. Remover los carozos y dejar a un lado.

Lavar la manzana y remover el centro. Trozar y dejar a un lado.

Cortar el cantalupo por la mitad. Remover las semillas y cortar dos gajos grandes. Pelarlos y trozar. Reservar el resto en la nevera.

Lavar la zanahoria y cortar en rodajas gruesas. Dejar a un lado.

Combinar las cerezas, manzana, cantalupo y zanahoria en una juguera, y pulsar.

Transferir a un vaso y añadir el agua. Agregar hielo o refrigerar antes de servir.

Información nutricional por porción: Kcal: 249, Proteínas: 4.5g, Carbohidratos: 72.3g, Grasas: 1.1g

7. Jugo de Papaya y Arándanos

Ingredientes:

1 papaya pequeña

1 taza de arándanos

1 naranja mediana

1 taza de sandía

1 pepino grande

2 onzas de agua

1 cucharada néctar de agave

Preparación:

Pelar la papaya y cortarla por la mitad. Remover las semillas y pulsa. Trozar y dejar a un lado.

Lavar los arándanos bajo agua fría. Colar y dejar a un lado.

Pelar la naranja y dividirla en gajos. Dejar a un lado.

Cortar la sandía por la mitad. Para una taza, necesitará un gajo grande. Pelarlo y trozar. Remover las semillas y dejar a un lado. Reservar el resto.

Lavar el pepino y cortarlo en rodajas gruesas. Dejar a un lado.

Procesar la papaya, arándanos, naranja, sandía y pepino en una juguera. Transferir a un vaso y añadir el agua y néctar de agave.

Agregar hielo y servir inmediatamente.

Información nutricional por porción: Kcal: 320, Proteínas: 6g, Carbohidratos: 76.2g, Grasas: 1.6g

8.   Jugo de Calabacín y Brócoli

Ingredientes:

1 calabacín grande

1 taza de brócoli, en trozos

3 puerros grandes, en trozos

1 taza de perejil fresco, en trozos

Un puñado de espinaca, en trozos

2 onzas de agua

Preparación:

Pelar el calabacín y cortarlo por la mitad. Remover las semillas y trozar. Dejar a un lado.

Lavar el brócoli y trozarlo. Dejar a un lado.

Lavar los puerros y trozarlos. Dejar a un lado.

Lavar el perejil y espinaca bajo agua fría. Dejar a un lado.

Combinar el calabacín, brócoli, puerros, perejil y espinaca en una juguera, y pulsar.

Transferir a un vaso y añadir el agua. Agregar hielo y servir inmediatamente.

Información nutricional por porción: Kcal: 225, Proteínas: 13.1g, Carbohidratos: 58.7g, Grasas: 2.7g

9. Jugo de Frutillas y Arándanos Agrios

Ingredientes:

1 taza de frutillas

1 manzana Fuji grande, sin centro

1 taza de arándanos agrios

1 zanahoria grande

1 limón grande

1 naranja grande

Preparación:

Poner las frutillas y arándanos agrios en un colador, y lavar bajo agua fría. Colar y cortar por la mitad. Dejar a un lado.

Lavar la manzana y remover el centro. Trozar y dejar a un lado.

Lavar la zanahoria y cortar en rodajas gruesas. Dejar a un lado.

Pelar el limón y cortarlo por la mitad. Dejar a un lado.

Pelar la naranja y dividirla en gajos. Dejar a un lado.

Procesar las frutillas, manzana, arándanos agrios, zanahorias, limón y naranja en una juguera. Transferir a un vaso y añadir el agua.

Agregar algunos cubos de hielo o refrigerar 15 minutos antes de servir.

Información nutricional por porción: Kcal: 268, Proteínas: 5.6g, Carbohidratos: 89.1g, Grasas: 1.6g

10.   Jugo de Remolacha y Lima

Ingredientes:

3 remolachas grandes, recortadas

1 lima grande

1 pepino grande

2 tallos de apio, en trozos

1 nudo de jengibre pequeño, 1 pulgada

2 onzas de agua

Preparación:

Lavar las remolachas y recortar las partes verdes. Trozar y dejar a un lado.

Pelar la lima y cortarla por la mitad. Dejar a un lado.

Lavar el pepino y cortarlo en rodajas gruesas. Dejar a un lado.

Lavar el apio y trozarlo. Dejar a un lado.

Pelar el nudo de jengibre y dejar a un lado.

Combinar las remolachas, lima, pepino, apio y jengibre en una juguera, y pulsar. Transferir a un vaso y añadir el agua.

Refrigerar 20 minutos antes de servir.

Información nutricional por porción: Kcal: 140, Proteínas: 6.7g, Carbohidratos: 41.6g, Grasas: 0.9g

11.   Jugo de Coco y Moras

Ingredientes:

1 taza de moras

1 naranja grande

1 manzana amarilla grande

1 taza de menta fresca, en trozos

1 cucharada miel

3 onzas agua de coco

Preparación:

Poner las moras en un colador y lavar bajo agua fría. Colar y dejar a un lado.

Pelar la naranja y dividirla en gajos. Dejar a un lado.

Lavar la manzana y remover el centro. Trozar y dejar a un lado.

Poner la menta en un tazón y añadir una taza de agua tibia. Dejar reposar 15 minutos.

Combinar las moras, naranja, manzana y menta en una juguera, y pulsar.

Transferir a un vaso y añadir el agua de coco y miel. Agregar hielo y servir inmediatamente.

Información nutricional por porción: Kcal: 287, Proteínas: 5.3g, Carbohidratos: 88.4g, Grasas: 1.5g

12. Jugo de Palta y Granada

Ingredientes:

1 taza de palta

1 taza de semillas de granada

1 pepino grande

1 zanahoria grande

¼ cucharadita de nuez moscada

3 onzas de agua

Preparación:

Pelar la palta y cortarla por la mitad. Remover el carozo y trozar. Dejar a un lado.

Cortar la parte superior de la granada y bajar hacia cada membrana blanca. Remover las semillas a un tazón y dejar a un lado.

Lavar el pepino y zanahoria. Cortar en rodajas gruesas y dejar a un lado.

Combinar la palta, semillas de granada, pepino y zanahoria en una juguera, y pulsar.

Transferir a un vaso y añadir el agua y nuez moscada. Agregar hielo y servir inmediatamente.

Información nutricional por porción: Kcal: 319, Proteínas: 7.1g, Carbohidratos: 46.9g, Grasas: 23.5g

13. Jugo de Batata y Tomate

Ingredientes:

1 taza de batatas, en cubos

2 tomates Roma grandes

1 taza de Acelga, en trozos

1 taza de albahaca fresca, en trozos

1 taza de verdes de remolacha, en trozos

¼ cucharadita de Sal Himalaya

2 onzas de agua

Preparación:

Lavar los tomates y ponerlos en un tazón. Trozar y reservar el jugo. Dejar a un lado.

Pelar la batata y cortarla en cubos. Rellenar un vaso medidor y reservar el resto para otro jugo. Dejar a un lado.

Combinar la acelga, albahaca y verdes de remolacha en un colador, y lavar bajo agua fría. Colar y dejar a un lado.

Procesar los tomates, batata, acelga, albahaca y verdes de remolacha en una juguera.

Transferir a un vaso y añadir la sal y agua.

Refrigerar 20 minutos antes de servir.

Información nutricional por porción: Kcal: 157, Proteínas: 7.5g, Carbohidratos: 44.5g, Grasas: 1.1g

14.   Jugo de Cantalupo y Calabaza

Ingredientes:

1 taza de cantalupo, en trozos

1 taza de calabaza, en trozos

2 zanahorias grandes

1 pepino grande

¼ cucharadita de cúrcuma molida

2 onzas de agua

Preparación:

Cortar el cantalupo por la mitad. Remover las semillas y pulpa. Cortar dos gajos medianos y pelarlos. Trozar y dejar a un lado. Reservar el resto en la nevera.

Pelar la calabaza y remover las semillas. Cortar en cubos pequeños y reservar el resto en la nevera.

Lavar las zanahorias y pepino, y cortarlos en rodajas gruesas. Dejar a un lado.

Combinar el cantalupo, calabaza, zanahorias y pepino en una juguera, y pulsar.

Transferir a un vaso y añadir la cúrcuma y agua.

Refrigerar 10 minutos antes de servir.

Información nutricional por porción: Kcal: 182, Proteínas: 6g, Carbohidratos: 53.8g, Grasas: 1.1g

15.   Jugo de Ananá y Ciruela

Ingredientes:

1 taza de trozos de ananá

3 ciruelas grandes, sin carozo

1 taza de sandía, en trozos

1 manzana Granny Smith grande, sin centro

2 onzas de agua de coco

Preparación:

Cortar la parte superior del ananá y pelarlo. Trozar y reservar el resto en la nevera.

Lavar las ciruelas y cortarlas por la mitad. Remover los carozos y dejar a un lado.

Cortar la sandía por la mitad. Para una taza, necesitará un gajo grande. Pelarlo y trozar. Remover las semillas y dejar a un lado. Reservar el resto.

Lavar la manzana y remover el centro. Trozar y dejar a un lado.

Combinar el ananá, ciruelas, sandía y manzana en una juguera, y pulsar.

Transferir a un vaso y añadir el agua de coco.

Agregar cubos de hielo y servir inmediatamente.

Información nutricional por porción: Kcal: 301, Proteínas: 4.1g, Carbohidratos: 83.7g, Grasas: 1.3g

16.   Jugo de Uva y Melón

Ingredientes:

1 taza de uvas verdes

1 taza de uvas rojas

1 gajo grande de melón dulce

1 banana grande

2 onzas de agua

Preparación:

Combinar las uvas verdes y rojas en un colador, y lavar bajo agua fría. Colar y dejar a un lado.

Cortar el melón por la mitad. Remover las semillas, cortar un gajo grande y pelarlo. Trozar y poner en un tazón. Reservar el resto del melón en la nevera.

Pelar la banana y trozarla. Dejar a un lado.

Combinar las uvas, melón y banana en una juguera.

Transferir a un vaso y añadir el agua. Agregar hielo antes de servir.

Información nutricional por porción: Kcal: 374, Proteínas: 4.4g, Carbohidratos: 105g, Grasas: 1.7g

17.   Jugo de Manzana y Menta

Ingredientes:

1 manzana roja grande, sin centro

1 zanahoria grande

1 pepino grande

1 naranja grande

1 taza de menta fresca

Preparación:

Lavar la manzana y remover el centro. Trozar y dejar a un lado.

Lavar la zanahoria y pepino. Cortar en rodajas gruesas y dejar a un lado.

Pelar la naranja y dividirla en gajos. Dejar a un lado.

Lavar la menta y colarla. Ponerla en un tazón y añadir 1 taza de agua caliente. Dejar reposar 10 minutos. Colar y dejar a un lado.

Combinar la manzana, zanahoria, pepino, naranja y menta en una juguera, y pulsar. Transferir a un vaso y añadir cubos de hielo.

Servir inmediatamente.

Información nutricional por porción: Kcal: 268, Proteínas: 6g, Carbohidratos: 79.7g, Grasas: 1.5g

18.   Jugo de Cereza y Coliflor

Ingredientes:

1 taza de cerezas

1 cabeza de coliflor pequeña

1 naranja grande

1 zanahoria grande

1 cucharada de miel

2 onzas de agua

Preparación:

Lavar las cerezas bajo agua fría. Colar y cortar por la mitad. Remover los carozos y dejar a un lado.

Recortar las hojas externas de la coliflor. Lavar y trozar. Dejar a un lado.

Pelar la naranja y dividirla en gajos. Dejar a un lado.

Lavar la zanahoria y cortar en rodajas gruesas. Dejar a un lado.

Procesar las cerezas, coliflor, naranja y zanahoria en una juguera. Transferir a un vaso y añadir la miel y agua.

Agregar algunos cubos de hielo o refrigerar 10 minutos antes de servir.

Información nutricional por porción: Kcal: 219, Proteínas: 9.1g, Carbohidratos: 66.3g, Grasas: 1.4g

19. Jugo de Frutilla y Arándanos Agrios

Ingredientes:

1 taza de frutillas, en trozos

1 taza de arándanos agrios

1 manzana verde grande, sin centro

1 taza de col rizada fresca

1 pepino grande

Preparación:

Combinar las frutillas y arándanos agrios en un colador y lavar bajo agua fría. Colar y cortar las frutillas por la mitad. Dejar a un lado.

Lavar la manzana y remover el centro. Trozar y dejar a un lado.

Lavar la col rizada bajo agua fría y colar. Romper con las manos y dejar a un lado.

Lavar el pepino y cortarlo en rodajas gruesas. Dejar a un lado.

Procesar las frutillas, arándanos agrios, manzana, col rizada y pepino. Transferir a un vaso y añadir algunos cubos de hielo antes de servir.

Información nutricional por porción: Kcal: 229, Proteínas: 7.4g, Carbohidratos: 72g, Grasas: 1.9g

20. Jugo de Mango y Pomelo

Ingredientes:

1 taza de trozos de mango

1 zanahoria grande

1 pomelo grande

1 limón grande

1 pera pequeña, sin centro

2 onzas de agua

Preparación:

Lavar el mango y trozarlo. Rellenar un vaso medidor y reservar el resto para otro jugo. Dejar a un lado.

Lavar la zanahoria y cortar en rodajas gruesas. Dejar a un lado.

Pelar el pomelo y dividirlo en gajos. Dejar a un lado.

Pelar el limón y cortarlo por la mitad. Dejar a un lado.

Lavar la pera y remover el centro. Trozar y dejar a un lado.

Procesar el mango, zanahoria, pomelo, limón y pera en una juguera.

Transferir a un vaso y añadir el agua. Agregar cubos de hielo o refrigerar 10 minutos antes de servir.

Información nutricional por porción: Kcal: 297, Proteínas: 5.7g, Carbohidratos: 92.7g, Grasas: 1.7g

21.   Jugo de Kiwi y Palta

Ingredientes:

3 kiwis grandes, sin piel

1 taza de trozos de palta

1 pepino grande

1 taza de menta fresca

¼ cucharadita de extracto de vainilla

3 onzas de agua

Preparación:

Pelar los kiwis y cortarlos por la mitad. Dejar a un lado.

Pelar la palta y cortarla por la mitad. Remover el carozo y trozar. Reservar el resto. Dejar a un lado.

Lavar el pepino y cortarlo en rodajas gruesas. Dejar a un lado.

Lavar la menta bajo agua fría. Dejar a un lado.

Combinar los kiwis, palta, pepino y menta en una juguera, y pulsar. Transferir a un vaso y añadir el agua y extracto de vainilla.

Agregar hielo y servir inmediatamente.

Información nutricional por porción: Kcal: 351, Proteínas: 8.3g, Carbohidratos: 57.8g, Grasas: 23.6g

22. Jugo de Alcachofa y Guisantes

Ingredientes:

1 alcachofa grande

1 taza de guisantes verdes

1 taza de verdes de ensalada, en trozos

1 manzana mediana, sin centro

1 taza de zanahorias, en rodajas

¼ cucharadita de Sal Himalaya

2 onzas de agua

Preparación:

Recortar las capas externas de la alcachofa. Lavar y trozar. Dejar a un lado.

Poner los guisantes en un colador bajo agua fría. Colar y dejar a un lado.

Lavar los verdes de ensalada y romper con las manos. Dejar a un lado.

Lavar las zanahorias y cortar en rodajas finas. Rellenar un vaso medidor y reservar el resto. Dejar a un lado.

Procesar la alcachofa, guisantes verdes, verdes de ensalada y zanahoria en una juguera. Transferir a un vaso y refrigerar 10 minutos antes de servir.

Información nutricional por porción: Kcal: 250, Proteínas: 16.2g, Carbohidratos: 74.9g, Grasas: 1.7g

23.　Jugo de Frijoles Verdes y Col Rizada

Ingredientes:

1 taza de frijoles verdes, en trozos

1 taza de col rizada fresca, en trozos

1 manzana grande, sin centro

1 taza de lechuga roja, en trozos

1 lima grande

1 pimiento rojo grande

1 nudo de jengibre pequeño, 1 pulgada

3 onzas de agua

Preparación:

Lavar los frijoles verdes y trozar. Dejar a un lado.

Combinar la col rizada y lechuga roja en un colador y lavar bajo agua fría. Romper con las manos y dejar a un lado.

Lavar la manzana y remover el centro. Trozar y dejar a un lado.

Pelar la lima y cortarla por la mitad. Dejar a un lado.

Lavar el pimiento rojo y cortarlo por la mitad. Remover las

semillas y trozar. Dejar a un lado.

Pelar el nudo de jengibre y dejar a un lado.

Procesar los frijoles verdes, col rizada, lechuga roja, manzana, lima, pimiento rojo y jengibre en una juguera.

Transferir a un vaso y añadir el agua. Agregar hielo y servir inmediatamente.

Información nutricional por porción: Kcal: 194, Proteínas: 7.1g, Carbohidratos: 52.9g, Grasas: 1.7g

24. Jugo de Cantalupo y Manzana

Ingredientes:

2 tazas de cantalupo, en trozos

1 manzana Fuji grande, sin centro

1 zanahoria grande

1 naranja grande

1 limón grande

Preparación:

Cortar el cantalupo por la mitad. Remover las semillas y pulpa. Necesitará 4 gajos grandes para 2 tazas. Cortarlos y pelarlos. Trozar y dejar a un lado. Reservar el resto en la nevera.

Lavar la manzana y remover el centro. Trozar y dejar a un lado.

Pelar la naranja y limón. Dividir la naranja en gajos y cortar el limón por la mitad. Dejar a un lado.

Procesar el cantalupo, manzana, zanahoria, naranja y limón en una juguera.

Transferir a un vaso y añadir algunos cubos de hielo antes de servir.

Información nutricional por porción: Kcal: 291, Proteínas: 6.5g, Carbohidratos: 87.4g, Grasas: 1.5g

25.   Jugo de Espárragos y Calabacín

Ingredientes:

1 taza de espárragos, recortados

1 calabacín grande

1 taza de verdes de ensalada

1 limón grande

2 puerros grandes

¼ cucharadita de Sal Himalaya

2 onzas de agua

Preparación:

Lavar los espárragos y recortar las puntas. Trozar y dejar a un lado.

Pelar el calabacín y cortarlo por la mitad. Remover las semillas y trozar. Dejar a un lado.

Lavar los verdes de ensalada bajo agua fría. Colar y romper con las manos. Dejar a un lado.

Pelar el limón y cortarlo por la mitad. Dejar a un lado.

Lavar los puerros y trozarlos. Dejar a un lado.

Combinar los espárragos, calabacín, verdes de ensalada, limón y puerros en una juguera, y pulsar.

Transferir a un vaso y añadir la sal y agua.

Refrigerar 15 minutos antes de servir.

Información nutricional por porción: Kcal: 171, Proteínas: 11.2g, Carbohidratos: 47.8g, Grasas: 2.1g

26.   Jugo de Apio y Zanahoria

Ingredientes:

2 tazas de apio, en trozos

3 zanahorias grandes

1 pepino grande

1 taza de batatas, en cubos

1 nudo de jengibre pequeño, 1 pulgada

Preparación:

Lavar el apio y trozarlo. Dejar a un lado.

Lavar las zanahorias y pepino. Cortar en rodajas gruesas y dejar a un lado.

Pelar la batata y cortarla en cubos. Rellenar un vaso medidor y reservar el resto para otro jugo. Dejar a un lado.

Pelar el nudo de jengibre y dejar a un lado.

Procesar el apio, zanahoria, pepino, batata y jengibre en una juguera.

Transferir a un vaso y refrigerar 10 minutos antes de servir.

Información nutricional por porción: Kcal: 228, Proteínas: 7.6g, Carbohidratos: 65.4g, Grasas: 1.3g

27. Jugo de Ananá y Brócoli

Ingredientes:

1 taza de trozos de ananá

1 taza de brócoli

2 tazas de uvas verdes

1 manzana Granny Smith grande

2 onzas de agua de coco

1 cucharadita de miel

Preparación:

Cortar la parte superior del ananá y pelarlo. Trozar y reservar el resto en la nevera.

Lavar el brócoli y trozarlo. Dejar a un lado.

Poner las uvas en un colador y lavar bajo agua fría. Colar y dejar a un lado.

Lavar la manzana y remover el centro. Trozar y dejar a un lado.

Combinar los trozos de ananá, brócoli, uvas y manzana en una juguera, y pulsar.

Transferir a un vaso y añadir el agua de coco y miel. Revolver y agregar hielo antes de servir.

Información nutricional por porción: Kcal: 358, Proteínas: 5.5g, Carbohidratos: 97.3g, Grasas: 1.6g

28.   Jugo de Calabaza y Granada

Ingredientes:

2 tazas de calabaza, en trozos

1 taza de semillas de granada

1 limón grande

1 naranja grande

1 taza de apio, en trozos

2 onzas de agua

Preparación:

Pelar la calabaza y remover las semillas. Cortar en cubos pequeños y reservar el resto en la nevera.

Cortar la parte superior de la granada y bajar hacia las membranas blancas. Remover las semillas a un tazón mediano.

Pelar el limón y naranja. Dividir la naranja en gajos y cortar el limón por la mitad. Dejar a un lado.

Lavar el apio y trozarlo. Dejar a un lado.

Combinar la calabaza, semillas de granada, limón, naranja y apio en una juguera, y pulsar.

Transferir a un vaso y añadir el agua. Agregar cubos de hielo y servir inmediatamente.

Información nutricional por porción: Kcal: 251, Proteínas: 7.3g, Carbohidratos: 79g, Grasas: 1.8g

29. Jugo de Verdes de Ensalada y Zanahoria

Ingredientes:

3 tazas de verdes de ensalada, en trozos

2 zanahorias grandes

1 batata mediana, en cubos

1 pepino grande

1 taza de albahaca fresca, en trozos

Preparación:

Combinar los verdes de ensalada y albahaca en un colador. Lavar bajo agua fría y colar. Romper con las manos y dejar a un lado.

Lavar las zanahorias y pepino, y cortarlos en rodajas gruesas. Dejar a un lado.

Pelar la batata y cortar en cubos. Dejar a un lado.

Procesar los verdes de ensalada, zanahorias, batata, pepino y albahaca en una juguera. Transferir a un vaso y refrigerar 15 minutos o agregar hielo y servir inmediatamente.

Información nutricional por porción: Kcal: 201, Proteínas: 9.3g, Carbohidratos: 57.3g, Grasas: 1.5g

30. Jugo de Pomelo y Ciruela

Ingredientes:

1 pomelo grande

1 taza de mango, en trozos

3 ciruelas grandes, sin carozo

1 manzana verde mediana, sin centro

2 onzas de agua de coco

Algunas hojas de menta

Preparación:

Pelar el pomelo y dividirlo en gajos. Dejar a un lado.

Lavar el mango y trozarlo. Rellenar un vaso medidor y reservar el resto en la nevera. Dejar a un lado.

Lavar las ciruelas y cortarlas por la mitad. Remover los carozos y trozar. Dejar a un lado.

Lavar la manzana y remover el centro. Trozar y dejar a un lado.

Procesar el pomelo, mango, ciruelas y manzana en una juguera. Transferir a un vaso y añadir el agua de coco.

Agregar algunos cubos de hielo y decorar con menta.

Servir inmediatamente.

Información nutricional por porción: Kcal: 211, Proteínas: 9.3g, Carbohidratos: 59.3g, Grasas: 1.5g

31. Jugo de Pera y Kiwi

Ingredientes:

2 peras grandes, sin centro

1 kiwi grande

1 pepino grande

1 zanahoria grande

2 onzas de agua

1 cucharada de miel líquida

Preparación:

Lavar las peras y remover el centro. Trozar y dejar a un lado.

Pelar el kiwi y cortarlo por la mitad. Dejar a un lado.

Lavar la zanahoria y pepino, y cortar en rodajas gruesas. Dejar a un lado.

Combinar las peras, kiwi, zanahoria y pepino en una juguera, y pulsar. Transferir a un vaso y añadir algunos cubos de hielo antes de servir.

Información nutricional por porción: Kcal: 361, Proteínas: 5.1g, Carbohidratos: 109g, Grasas: 1.5g

32.   Jugo de Cítricos y Espárragos

Ingredientes:

1 taza de espárragos, recortados

1 naranja grande

1 taza de uvas verdes

1 limón grande

1 lima grande

3 onzas de agua

Preparación:

Lavar los espárragos y recortar las puntas. Trozar y dejar a un lado.

Pelar la naranja y dividirla en gajos. Dejar a un lado.

Lavar las uvas verdes bajo agua fría. Colar y dejar a un lado.

Pelar el limón y lima, y cortarlos por la mitad. Dejar a un lado.

Procesar los espárragos, naranja, uvas, limón y lima en una juguera.

Transferir a un vaso y añadir el agua. Agregar hielo y servir inmediatamente.

Información nutricional por porción: Kcal: 361, Proteínas: 5.1g, Carbohidratos: 109g, Grasas: 1.5g

33. Jugo de Brotes de Bruselas y Nabo

Ingredientes:

2 tazas de Brotes de Bruselas, por la mitad

1 taza de verdes de nabo, en trozos

3 rábanos grandes, recortados

3 puerros grandes, en trozos

1 pepino grande

2 onzas de agua

Preparación:

Lavar los brotes de Bruselas y remover las capas externas. Cortar por la mitad y dejar a un lado.

Lavar los verdes de nabo bajo agua fría. Colar y romper con las manos. Dejar a un lado.

Lavar los rábanos y recortar las partes verdes. Dejar a un lado.

Lavar los puerros y trozar. Dejar a un lado.

Lavar el pepino y cortarlo en rodajas gruesas. Dejar a un lado.

Combinar los brotes de Bruselas, verdes de nabo, rábanos, puerros y pepino en una juguera, y pulsar. Transferir a un vaso y añadir el agua.

Refrigerar 10 minutos antes de servir.

Información nutricional por porción: Kcal: 247, Proteínas: 12.9g, Carbohidratos: 69.3g, Grasas: 1.8g

34.   Jugo de Repollo Morado y Mango

Ingredientes:

2 manzanas Fuji grandes, sin centro

1 taza de repollo morado, en trozos

1 taza de mango, en trozos

1 taza de albahaca fresca, en trozos

1 zanahoria pequeña

¼ cucharadita de jengibre, molido

Preparación:

Lavar las manzanas y remover el centro. Trozar y dejar a un lado.

Combinar el repollo y albahaca en un colador. Lavar bajo agua fría y romper con las manos. Dejar a un lado.

Lavar el mango y trozar. Rellenar un vaso medidor y reservar el resto. Dejar a un lado.

Lavar la zanahoria y cortar en rodajas gruesas. Dejar a un lado.

Procesar las manzanas, repollo morado, mango, albahaca y zanahorias en una juguera. Transferir a un vaso y añadir el jengibre.

Refrigerar 10-15 minutos antes de servir.

Información nutricional por porción: Kcal: 319, Proteínas: 5.6g, Carbohidratos: 92.7g, Grasas: 1.8g

35.   Jugo de Tomate y Coliflor

Ingredientes:

2 tomates medianos

1 pimiento rojo grande, en trozos

1 taza de coliflor

1 lima grande

3 onzas de agua

1 cucharadita de romero fresco, picado

Preparación:

Lavar los tomates y ponerlos en un tazón. Cortar en cuartos y reservar el jugo. Dejar a un lado.

Lavar los pimientos y cortarlos por la mitad. Remover las semillas y cortar en rodajas pequeñas. Dejar a un lado.

Recortar las hojas externas de la coliflor. Lavar y trozar. Reservar el resto en la nevera.

Pelar la lima y cortarla por la mitad. Dejar a un lado.

Combinar los tomates, pimientos rojos, coliflor y lima en una juguera, y pulsar.

Transferir a un vaso y añadir el jugo de tomate y agua. Rociar con romero fresco y refrigerar 10 minutos antes de servir.

Información nutricional por porción: Kcal: 98, Proteínas: 6g, Carbohidratos: 28.5g, Grasas: 1.3g

36.   Jugo de Arándanos y Banana

Ingredientes:

2 tazas de arándanos

1 banana grande

1 manzana Dorada Deliciosa pequeña, sin centro

1 pepino grande

2 onzas de agua

Preparación:

Poner los arándanos en un colador y lavar bajo agua fría. Colar y dejar a un lado.

Pelar la banana y trozarla. Dejar a un lado.

Lavar la manzana y remover el centro. Trozar y dejar a un lado.

Lavar el pepino y cortarlo en rodajas gruesas. Dejar a un lado.

Procesar los arándanos, banana, manzana y pepino en una juguera. Transferir a un vaso y añadir hielo antes de servir.

Información nutricional por porción: Kcal: 348, Proteínas: 6g, Carbohidratos: 102g, Grasas: 1.9g

37.   Jugo de Lechuga Romana y Alcachofa

Ingredientes:

3 tazas de Lechuga romana

1 taza de espinaca, en trozos

1 alcachofa mediana

1 gajo grande de melón dulce

1 manzana verde pequeña, sin centro

2 zanahorias grandes

2 onzas de agua

Preparación:

Lavar la lechuga y espinaca bajo agua fría y dejar a un lado.

Recortar las capas externas de la alcachofa. Trozar y dejar a un lado.

Cortar el melón por la mitad. Remover las semillas. Cortar un gajo grande y pelarlo. Trozar y rellenar un vaso medidor. Reservar el resto en la nevera.

Lavar la manzana y remover el centro. Trozar y dejar a un lado.

Lavar las zanahorias y cortar en rodajas gruesas. Dejar a un lado.

Combinar la lechuga, alcachofa, melón, manzana y zanahorias en una juguera, y pulsar. Transferir a un vaso y añadir el agua.

Agregar hielo y servir inmediatamente.

Información nutricional por porción: Kcal: 213, Proteínas: 9.6g, Carbohidratos: 67.1g, Grasas: 1.5g

38.   Jugo de Cantalupo y Calabaza

Ingredientes:

2 tazas de cantalupo

1 taza de zapallo calabaza, en trozos

1 taza de frambuesas

1 damasco grande

1 kiwi grande

Preparación:

Cortar el cantalupo por la mitad. Remover las semillas y pulpa. Cortar dos gajos y pelarlos. Trozar y dejar a un lado. Reservar el resto en la nevera.

Lavar el zapallo calabaza y cortarlo por la mitad. Remover las semillas. Trozar y dejar a un lado. Reservar el resto para otro jugo.

Lavar las frambuesas bajo agua fría y dejar a un lado.

Lavar el damasco y cortarlo por la mitad. Remover el carozo y trozar. Dejar a un lado.

Pelar el kiwi y cortarlo por la mitad. Dejar a un lado.

Procesar el cantalupo, zapallo calabaza, frambuesas, damascos y kiwi en una juguera.

Transferir a un vaso y añadir hielo antes de servir.

Información nutricional por porción: Kcal: 193, Proteínas: 6.6g, Carbohidratos: 59.1g, Grasas: 2.3g

39. Jugo de Chirivías y Pimiento

Ingredientes:

2 tazas de chirivías

1 pimiento verde grande

1 taza de Acelga, en trozos

1 pepino grande

1 nudo de jengibre, 1 pulgada

2 onzas de agua

Preparación:

Lavar las chirivías y recortar las partes verdes. Trozar y dejar a un lado.

Lavar el pimiento y cortarlo por la mitad. Remover las semillas y cortar en rodajas finas. Dejar a un lado.

Lavar la acelga y romper con las manos. Dejar a un lado.

Pelar el jengibre y dejar a un lado.

Procesar las chirivías, pimiento, acelga, pepino y nudo de jengibre en una juguera.

Transferir a un vaso y añadir el agua.

Agregar hielo y servir inmediatamente.

Información nutricional por porción: Kcal: 219, Proteínas: 7.3g, Carbohidratos: 68.8g, Grasas: 1.5g

40.   Jugo de Durazno y Arándanos Agrios

Ingredientes:

1 durazno grande

1 taza de arándanos agrios

2 manzanas Granny Smith pequeñas

1 taza de uvas

2 onzas de agua

Preparación:

Lavar el durazno y cortarlo por la mitad. Remover el carozo y trozar. Dejar a un lado.

Lavar los arándanos agrios y uvas bajo agua fría, y dejar a un lado.

Lavar las manzanas y remover el centro. Trozar y dejar a un lado.

Combinar el durazno, arándanos agrios, manzana y uvas en una juguera, y pulsar. Trasferir a un vaso y añadir hielo.

Servir inmediatamente.

Información nutricional por porción: Kcal: 284, Proteínas: 2.8g, Carbohidratos: 85g, Grasas: 1.4g

41.   Jugo de Papaya y Pomelo

Ingredientes:

1 taza de papaya, en trozos

1 pomelo grande

1 pepino grande

1 manzana verde pequeña

2 onzas de agua de coco

Preparación:

Pelar la papaya y cortarla por la mitad. Remover las semillas y pulpa. Trozar y rellenar un vaso medidor. Reservar el resto. Dejar a un lado.

Pelar el pomelo y dividirlo en gajos. Dejar a un lado.

Lavar el pepino y cortarlo en rodajas gruesas. Dejar a un lado.

Lavar la manzana y remover el centro. Trozar y dejar a un lado.

Procesar la papaya, pomelo, pepino y manzana en una juguera. Transferir a un vaso y añadir el agua de coco.

Agregar algunos cubos de hielo y servir inmediatamente.

Información nutricional por porción: Kcal: 246, Proteínas: 5.1g, Carbohidratos: 72.4g, Grasas: 1.3g

42.   Jugo de Granada y Frutilla

Ingredientes:

1 taza de semillas de granada

1 taza de frutillas

1 manzana verde grande

1 naranja grande

Un puñado de espinaca

2 onzas de agua

Preparación:

Cortar la parte superior de la granada y bajar hacia las membranas blancas. Remover las semillas a un tazón mediano.

Lavar las frutillas y cortarlas por la mitad. Dejar a un lado.

Lavar la manzana y remover el centro. Trozar y dejar a un lado.

Lavar la espinaca y romper con las manos. Dejar a un lado.

Pelar la naranja y dividirla en gajos. Dejar a un lado.

Procesar las semillas de granada, frutillas, manzana,

espinaca y naranja en una juguera. Transferir a un vaso y añadir el agua.

Refrigerar 15 minutos antes de servir.

Información nutricional por porción: Kcal: 266, Proteínas: 6.1g, Carbohidratos: 80.8g, Grasas: 2.2g

43. Jugo de Frijoles Verdes y Calabacín

Ingredientes:

1 taza de frijoles verdes, en trozos

1 calabacín grande, en trozos

1 taza de batatas

1 limón grande

¼ cucharadita de Sal Himalaya

2 onzas de agua

Preparación:

Lavar los frijoles verdes y trozar. Dejar a un lado.

Pelar el calabacín y cortarlo por la mitad. Remover las semillas y trozar. Dejar a un lado.

Pelar las batatas y cortar en cubos pequeños. Rellenar un vaso medidor y reservar el resto. Dejar a un lado.

Pelar el limón y cortarlo por la mitad. Dejar a un lado.

Procesar los frijoles verdes, calabacín, batatas y limón en una juguera, y añadir el agua.

Agregar hielo o refrigerar antes de servir.

Información nutricional por porción: Kcal: 171, Proteínas: 7.6g, Carbohidratos: 46g, Grasas: 1.3g

44. Jugo de Col Rizada y Pepino

Ingredientes:

3 tazas de col rizada fresca, en trozos

1 pepino grande

1 ciruela grande

1 manzana verde pequeña, sin centro

1 cucharada de miel

2 onzas de agua

Preparación:

Lavar la col rizada bajo agua fría. Colar y dejar a un lado.

Lavar el pepino y cortarlo en rodajas gruesas. Dejar a un lado.

Lavar la ciruela y cortarla por la mitad. Remover el carozo y trozar. Dejar a un lado.

Lavar la manzana y remover el centro. Trozar y dejar a un lado.

Combinar la col rizada, pepino, ciruela y manzana en una juguera, y pulsar. Transferir a un vaso y añadir la miel y agua.

Información nutricional por porción: Kcal: 262, Proteínas: 11.6g, Carbohidratos: 72.6g, Grasas: 2.6g

45.   Jugo de Mango y Remolacha

Ingredientes:

1 taza de mango, en trozos

3 remolachas grandes, recortadas

1 manzana pequeña, sin centro

1 taza de brócoli

3 onzas de agua de coco

Preparación:

Lavar el mango y trozarlo. Rellenar un vaso medidor y reservar el resto para otro jugo. Dejar a un lado.

Lavar las remolachas y recortar las partes verdes. Trozar y dejar a un lado.

Lavar la manzana y remover el centro. Trozar y dejar a un lado.

Lavar el brócoli y trozarlo. Dejar a un lado.

Combinar el mango, remolacha, manzana y brócoli en una juguera, y pulsar.

Transferir a un vaso y añadir hielo antes de servir.

Información nutricional por porción: Kcal: 260, Proteínas: 8.2g, Carbohidratos: 71.8g, Grasas: 1.6g

46.   Jugo de Cereza y Manzana

Ingredientes:

1 taza de cerezas

1 manzana pequeña, sin centro

1 zanahoria grande

1 naranja grande

1 limón grande

2 onzas de agua

Preparación:

Lavar las cerezas y cortarlas por la mitad. Remover los carozos y dejar a un lado.

Lavar la manzana y remover el centro. Trozar y dejar a un lado.

Lavar la zanahoria y cortar en rodajas gruesas. Dejar a un lado.

Pelar el limón y la naranja. Cortar el limón por la mitad y la naranja en gajos. Dejar a un lado.

Combinar las cerezas, manzana, zanahoria, limón y naranja en una juguera, y pulsar. Transferir a un vaso y añadir hielo antes de servir.

Información nutricional por porción: Kcal: 253, Proteínas: 5.3g, Carbohidratos: 78.2g, Grasas: 1.1g

47. Jugo de Calabaza y Ananá

Ingredientes:

1 taza de calabaza, en trozos

1 taza de damasco, en trozos

1 taza de trozos de ananá

1 calabacín mediano

1 manzana mediana, sin centro

2 onzas de agua

Preparación:

Pelar la calabaza y cortarla por la mitad. Remover las semillas. Cortar un gajo grande y pelarlo. Trozar y dejar a un lado. Reservar el resto.

Lavar los damascos y cortarlos por la mitad. Remover los carozos y trozar. Rellenar un vaso medidor y reservar el resto. Dejar a un lado.

Cortar la parte superior del ananá y pelarlo. Trozar y reservar el resto en la nevera.

Pelar el calabacín y cortarlo por la mitad. Remover las semillas y cortar en cubos. Dejar a un lado.

Lavar la manzana y remover el centro. Trozar y dejar a un lado.

Procesar la calabaza, damascos, ananá, calabacín y manzana en una juguera.

Transferir a un vaso y añadir el agua. Agregar hielo y servir inmediatamente.

Información nutricional por porción: Kcal: 272, Proteínas: 7.2g, Carbohidratos: 76.6g, Grasas: 1.8g

OTROS TITULOS DE ESTE AUTOR

70 Recetas De Comidas Efectivas Para Prevenir Y Resolver Sus Problemas De Sobrepeso: Queme Calorías Rápido Usando Dietas Apropiadas y Nutrición Inteligente

Por

Joe Correa CSN

48 Recetas De Comidas Para Eliminar El Acné: ¡El Camino Rápido y Natural Para Reparar Sus Problemas de Acné En 10 Días O Menos!

Por

Joe Correa CSN

41 Recetas De Comidas Para Prevenir el Alzheimer: ¡Reduzca El Riesgo de Contraer La Enfermedad de Alzheimer De Forma Natural!

Por

Joe Correa CSN

70 Recetas De Comidas Efectivas Para El Cáncer De Mama: Prevenga Y Combata El Cáncer De Mama Con una Nutrición Inteligente y Alimentos Poderosos

Por

Joe Correa CSN